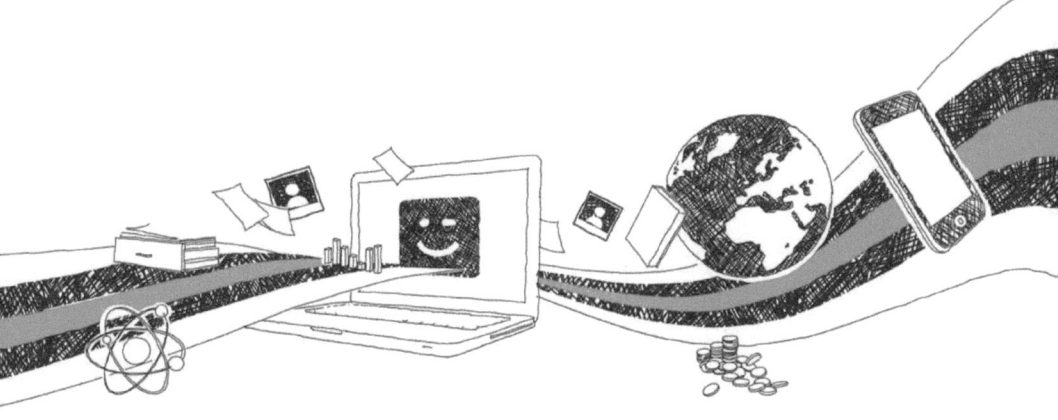
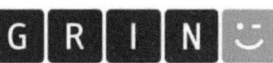

Bibliografische Information der Deutschen Nationalbibliothek:

Die Deutsche Bibliothek verzeichnet diese Publikation in der Deutschen National-
bibliografie; detaillierte bibliografische Daten sind im Internet über http://dnb.d-
nb.de/ abrufbar.

Impressum:

Copyright © 2013 GRIN Verlag, Open Publishing GmbH
Druck und Bindung: Books on Demand GmbH, Norderstedt Germany
ISBN: 978-3-668-10061-9

Dieses Buch bei GRIN:

http://www.grin.com/de/e-book/311295/das-phaenomen-des-informierten-patienten-
welche-konsequenzen-ergeben-sich

Max Ande

Das Phänomen des informierten Patienten. Welche Konsequenzen ergeben sich für die Beziehung von Arzt und Patient?

GRIN Verlag

GRIN - Your knowledge has value

Der GRIN Verlag publiziert seit 1998 wissenschaftliche Arbeiten von Studenten, Hochschullehrern und anderen Akademikern als eBook und gedrucktes Buch. Die Verlagswebsite www.grin.com ist die ideale Plattform zur Veröffentlichung von Hausarbeiten, Abschlussarbeiten, wissenschaftlichen Aufsätzen, Dissertationen und Fachbüchern.

Besuchen Sie uns im Internet:

http://www.grin.com/

http://www.facebook.com/grincom

http://www.twitter.com/grin_com

Studienarbeit an der H:G Hochschule für Gesundheit und Sport zum Thema

Das Phänomen des informierten Patienten:

Welche Konsequenzen ergeben sich hierdurch für die Beziehung zwischen Arzt und Patient auf der Informations- und Kommunikationsebene

Student/in: Maximilian Claudio Ande

Studiengang: KOM
Semester: 4

Abgabe am: 14.09.2013

Inhalt

1. Einleitung

Betrachtet man heutzutage das Verhältnis zwischen Arzt und Patient, so kommt man schnell mit dem Begriff des informierten Patienten in Kontakt. Wie lässt sich dieser Begriff einordnen? Eine korrekte Charakterisierung des Verhältnisses zwischen Arzt und Patient ist seit jeher schwierig. In der gegenwärtigen Zeit, die durch einen umsatzstarken Absatzmarkt des Gesundheitswesens bestimmt wird, rückt die Frage nach einer möglichst perfekten Arzt-Patienten-Beziehung mehr denn je in den Fokus der Betrachtung, da eben diese Beziehung, die einem stetigen Wandel unterliegt, das zentrale Handlungsfeld des Gesundheitssystem repräsentiert.

Als Idealfall dieser Beziehung kann die erstmals durch Parsons beschriebene Rollenerwartung an die beide Gruppen angesehen werden. Im Falle dieser Rollenerwartung wird dem Arzt das Wissen eines Experten zugesprochen, wohingegen der Patient die Rolle eines Laien einnimmt. Nun stellt sich jedoch die Frage, ob eben dieses Konstrukt im Zuge der globalen Fülle an Informationen sowie der Medienkommunikation noch als aktuell anzusehen ist.

Im weiteren Verlauf dieser Studienarbeit wird nun analysiert, welche Rolle der informierte Patient im gegenwärtigen System einnimmt und welche Konsequenzen dieser Rollenwandel für die gegenwärtige Arzt-Patienten-Beziehung mit sich bringt.

2. Klassische Rollenerwartung an die Arzt-Patienten-Beziehung

Die Beziehung zwischen Arzt und Patient ist mit bestimmten, sich am Verhalten orientierenden Voraussetzungen verknüpft, die ein optimales Verhältnis repräsentieren.

Der Arzt ist in der Lage, die Probleme seines Patienten zu verstehen. Er kann diese medizinisch darstellen und offeriert dem Patienten im Optimalfall klare Therapieoptionen. Der Patient fühlt bezüglich seines Problems die Empathie des Arztes. Er ist in der Lage, vorgeschlagene Therapieansätze zu verstehen. Er verspricht sich von den therapeutischen Maßnahmen die Heilung von seinem medizinischen Problem und beteiligt sich deshalb aktiv am zur Genesung führenden Prozess. Dieser Vorgang wird Compliance genannt, das Bestreben, dem ärztlichen Rat Folge zu leisten.[1] Soweit zur Theorie. In der Realität, kommt es jedoch häufig zu einer Non-Compliance, welche die Verweigerung der Kooperationsbereitschaft beschreibt.[2] Diese Non-Compliance stellt ein Problem der Arzt-Patienten-Beziehung dar.

Zwei oder mehrere Menschen stehen immer in einer Beziehung zueinander. Um eine Beziehung untersuchen zu können, ist es nötig, elementare Unterschiede zwischen den beteiligten Parteien zu erläutern und näher zu betrachten. In der Theorie von Parson werden der Rolle des Arztes sowie der Rolle des Patienten bestimmte Verhaltensmuster, sogenannte pattern variables, zugesprochen.

2.1. Gesellschaftliche Rollenerwartung an den Arzt

Durch das Genfer Ärztegelöbnis, welches auf das Jahr 1948 zurückgeht, erhält ein Ausübender des Arztberufes gesellschaftlich verankerte Pflichten, denen er Folge zu leisten hat. Ärzte sind laut dieses Gelöbnisses angehalten, ihr Handeln an folgenden Prinzipien festzumachen:

---

[1] Vgl. Kruse 1996, S. 92

[2] Vgl. Kulbe 2009, S. 43

-Das Wohl des Erkrankten

-Menschenwürde

-Lebenserhaltung

-Schadensabwendung

-Vertrauenswürdigkeit.[3]

Ähnliche Charakteristika, die den an die Arztrolle gestellten Erwartungen gerecht werden sollten, wurden auch von Parsons entwickelt.[4] Nach dessen Meinung wird die Rolle des Arztes durch vier idealtypische Charakteristika verkörpert. Den ersten Punkt bilden hierbei fachliche Kompetenz sowie funktionale Spezifität. Ärzte erlangen ihr Expertenwissen durch ein viele Semester andauerndes Studium. Diese dadurch erworbenen Kompetenzen ermöglichen es einem Arzt zu beurteilen, ob ein Patient gesund oder krank ist. Ihm wird somit das Recht zur Behandlung sowie zur Krankschreibung übertragen. Die Bedeutung der funktionalen Spezifität lässt sich als eine Arbeitsbereichseingrenzung beschreiben, da ein Arzt nur in Bereichen tätig sein sollte, in denen er auch eine Ausbildung erfahren hat.[5]

Als nächstes beschreibt Parsons die emotionale Neutralität, die eine objektive Herangehensweise des Arztes voraussetzt. Der Arzt sollte in der Lage sein, subjektive Gefühlsregungen oder Sympathie gegenüber einem Patienten herauszufiltern, damit der Fokus der Betrachtung einzig und allein auf die Behandlung gelegt werden kann.

Des Weiteren sollte ein Arzt über die Fähigkeit der universalistischen Herangehensweise verfügen. Respekt, Würde und Hilfeleistung sollten von Seiten des Arztes jedem Patienten, egal welchen Alters, Geschlechts, oder sozialen Herkunft, gleichermaßen zu Teil werden.

---

[3] Vgl. Hippokrates-Netz 2010
[4] Vgl. Schluchter 2009, S. 82 ff.
[5] Vgl. Schön 2007, S. 71

Als letztes Merkmal der Arztrolle setzt Parsons eine kollektive Orientierung voraus. Die Arbeit eines Arztes geschieht demnach immer im Interesse des allgemeinen Wohls. Der Arzt ist moralisch verpflichtet, Patienten Hilfe zu leisten. Das Interesse des Patienten wird folglich vor die Interessen des Arztes gestellt. [6]

2.2. Gesellschaftliche Rollenerwartung an den Patienten

Neben der soeben beschriebenen Charakteristika der Ärzterolle wurde von Parsons auch eine dementsprechende Krankenrollenbeschreibung entwickelt. Die nun folgenden Merkmale sind eng mit denen eines Arztes verbunden. Nach Parsons Ansicht liegt der Grund für die Klassifizierung von Krankheiten als Rolle daran, dass mit dem Einsetzen einer Krankheit ein Automatismus in Gang gesetzt wird, dem Erwartungen seitens der Gesellschaft, bezogen auf das Handeln der betroffenen Person, vorausgesetzt werden. Erst nach der Anerkennung der Rolle des Kranken erfolgt eine Wahrnehmung der Erkrankung. Das betroffene Individuum gelangt folglich zur Erkenntnis, dass eine Behandlung durch Fachpersonal erfolgen muss. Mit dem Beginn einer medizinischen Behandlung durch einen Arzt nimmt der Erkrankte somit die bereits erwähnte Patientenrolle ein.[7]

Auch bei der Rolle des Patienten definiert Parsons vier Merkmale. Den ersten Punkt bildet eine durch die Gesellschaft akzeptierte sowie legitimierte Befreiung von den normalen Rollenerwartungen. Der behandelnde Arzt verifiziert diese Legitimation in Form einer Krankschreibung.[8]

Darüber hinaus findet keine Zuweisung von Verantwortlichkeit für den Krankheitszustand statt. Bei einer Erkrankung handelt es sich demnach nicht um eine gesellschaftlich sanktionierte Regelverletzung, weshalb sich für den Erkrankten, auch bei selbst heraufprovozierten Erkrankungen (z.B. durch Tabakkonsum), keine negativen Konsequenzen von Seiten der Gesellschaft ergeben.[9]

---

[6] Vgl. Faller/Lang 2006 , S. 159

[7] Vgl. Kulbe 2009, S. 34

[8] Vgl. Mathe 2005, S. 183

[9] Vgl. Mathe 2005, S. 183

Die Erkrankung ist jedoch sozial unerwünscht, wodurch sich der Erkrankte mit einer Konfrontation, die von der Gesellschaft ausgeht, auseinandersetzten muss. Diese soziale Unerwünschtheit ist verpflichtend zu akzeptieren.

Beim dritten Merkmal der Patientenrolle handelt es sich um den Willen zur Genesung. Der Erkrankte ist verpflichtet, alle Optionen, die einer Wiederherstellung des Gesundheitszustandes zuträglich sind, wahrzunehmen, da der Zustand der Krankheit nur eine vorübergehende Situation darstellen soll. Das vierte Merkmal der Patientenrolle verpflichtet eben diesen, unmittelbar ärztlichen Rat aufzusuchen. Es wird also seitens der Gesellschaft erwartet, dass sich der Erkrankte in ärztliche Behandlung begibt und der durch den Arzt erteilten Anweisung nachkommt. Es soll demnach eine Complice vorherrschen.[10]

3. Faktoren die Einfluss auf die Arzt-Patienten-Beziehung nehmen

Im Verlauf der bisherigen Betrachtung der Beziehung zwischen Arzt und Patient kristallisiert sich ein hohes Maß an gegenseitiger Abhängigkeit beider Parteien voneinander heraus. Es stellt sich jedoch die Frage, ob die beiden Parteien als gleichwertig einzustufen sind. Dem Verhältnis zwischen Arzt und Patient wir seit jeher eine Disbalance attestiert, bei dem Arzt und Patient unterschiedliche Stellungen einnehmen. Dies ist unter anderem auf eine asymmetrische Beziehung sowie eine fehlerhafte Information als auch Kommunikation zwischen Arzt und Patient zurückzuführen.

---

[10] Vgl. Kulbe 2009, S. 28

3.1. Die asymmetrische Beziehung

Die ungleiche Verteilung bei der Arzt-Patienten-Beziehung nimmt besonders auf drei miteinander in Verbindung stehende Begriffe Bezug. Die Expertenmacht, die Definitionsmacht, sowie die Steuerungsmacht. Jene Begriffe sorgen für die Rollenzweisung des Stärkeren zugunsten des Arztes.

Bei der Expertenmacht, kommt die fachliche Kompetenz eines Arztes gegenüber dem Patienten zutragen, da dieser durch sein langjähriges Studium über ein dem Patienten überlegenes Wissen verfügt. Wie eingangs erwähnt, wird dem Patienten die Rolle eines Laien zugewiesen. Dadurch, dass ein Arzt die weiterführenden Behandlungsschritte diktiert und im Zuge dessen auch die Informationsweitergabe in seinen Zuständigkeitsbereich fällt, bildet sich ein gewisser Abstand auf der Beziehungsebene zwischen Arzt und Patient. [11]

Die Definitionsmacht lässt sich durch das Ausüben ärztlicher Tätigkeiten beschreiben. Der Arzt weist der Krankheit eine Definition zu und stellt somit die Existenz eines bestimmten Krankheitsbildes fest. Des Weiteren wird ihm durch die Definitionsmacht das Recht der Behandlungsdurchführung sowie das Recht zur Krankschreibung zuteil.[12]

Die Steuerungsmacht versetzt den Arzt im Verbund mit den zwei anderen Mächten in eine autoritäre Lage, in der es ihm möglich ist, den Ablauf eines Behandlungsprozesses vorzugeben. Er kann somit die Interaktion mit seinem Patienten nach Belieben steuern. [13]

Durch die Zuschreibung dieser drei Begriffe zur Rolle des Arztes wird eben diesem eine Führende Stellung zuteil, die als Resultat zu einer asymmetrischen Beziehung zwischen den beiden Parteien führt. [14] Dem Patienten stehen lediglich die Möglichkeiten der Kooperation oder Verweigerung zur Verfügung.

---

[11] Vgl. Siegrist 2005, S. 251

[12] Vgl. Gross/Jakobs 2007, S. 14

[13] Vgl. Siegrist 2005, S. 251

[14] Vgl. Gross/Jakobs 2007, S. 15

3.2. Information und Kommunikation

Der Arztbesuch stellt für den Patient eine Situation der besonderen Art dar, da er sich in einer gesundheitlich begründeten Angelegenheit an einen Arzt wendet, bei dem er jede Aussage des Mediziners genau analysiert und diesen eine hohe Bedeutung beimisst. Daraus können sich verschiedenste Kommunikationsstörungen ergeben. Die soziale Schicht der ein Patient entstammt und der damit verbundene Versicherungsstatus (Kassen- oder Privatpatient) können das Geschehen beeinflussen. Möglicherweise schenkt der Arzt dem Problem des privatversicherten Patienten mehr Aufmerksamkeit, was eventuell zu einer gegenseitigen Kommunikationsförderung führt. Ein Arzt hat im Fall des Vorliegens einer Non-Compliance immer die Möglichkeit, die Zusammenarbeit mit dem Patienten zu verweigern. Auch wenn die Erwartungen, die ein Patient an die Behandlung stellt, nicht erfüllt werden, kann dies die Arzt-Patienten-Beziehung negativ beeinflussen. Dieser Fall kann durch unzureichende Informierung durch den Arzt oder aufgrund von zu kurzen Behandlungszeiten eintreten. [15]

Generell möchte der Arzt eine bestimmte Offenheit des Patienten erwirken, um zu einer besseren Diagnosefindung zu gelangen. Der Patient setzt wiederum ein bestimmtes Verständnis, für die von ihm erlebten Beschwerden, sowie eine aufrichtige Anteilnahme von Seiten des Arztes voraus. Die bereits im vorherigen Verlauf der Studienarbeit erwähnte Behandlungszeit kann, falls sie dem Patienten als zu kurz erscheint, an dessen Authentizität zweifeln lassen. Durchschnittlich liegen die Behandlungszeiten in deutschen Praxen unter zehn Minuten. Ein Arzt behandelt nach den Erkenntnissen des Instituts für Qualität und Wirtschaftlichkeit im Gesundheitswesen 56 Menschen pro Tag. [16] Diese von den meisten Patienten als kurz angesehenen Behandlungszeiten sind auf den steigenden ökonomischen Druck, dem Ärzte von Seiten des Gesundheitssystems ausgesetzt sind, zurückzuführen. Darüber hinaus werden Ärzte durch das Gesundheitssystem in Situationen gebracht, in denen sie neben den essentiellen, zur Behandlung nötigen Maßnahmen angehalten sind, sogenannte IGEL-Leistungen anzubieten,

---

[15] Vgl. Schön 2007, S. 76

[16] Vgl. IQWiG 2008

bei denen es sich um individuelle Gesundheitsleistungen handelt.[17] Der Arzt wandelt sich aufgrund dessen immer mehr zu einer Art Verkäufer. Oft werden diese zum Teil ineffizienten Behandlungsangebote aufgrund des Vertrauens, dass ein Patient dem Arzt gegenüber hat angenommen, was sich wiederum auf lange Sicht negativ auf die Beziehung zwischen Arzt und Patient auswirkt.[18]

Ein häufiger Grund für das Entstehen einer asymmetrischen Beziehung im Bezug auf die Kommunikation bildet das unzureichende Eingehen des Arztes auf mögliche Fragen und Einwände des Patienten. Durch Verhalten dieser Art leidet die Authentizität des Arztes. Deshalb sollte zu Beginn einer Behandlung ein Orientierungsgespräch geführt werden, bei dem der Arzt gezielt auf die Fragen des Patienten eingeht, und so eine für den Erfolg der Behandlung nötige Vertrauensbasis geschaffen werden kann. [19]

4. Die gegenwärtige Situation und die künftige Entwicklung des Phänomens

Wie bereits erwähnt, stellt das klassische Verhältnis zwischen Arzt und Patient eine asymmetrische Beziehung dar. Die Rolle des Experten sowie des Laien sind klar verteilt. Das bedeutet, dass dem Arzt aufgrund seines Fachwissens eine patriarchalische Rolle gegenüber dem Patienten zukommt. Der Trend geht jedoch in Richtung einer symmetrischen Beziehung. Der Arzt wird zukünftig immer häufiger auf informierte Patienten treffen. Im Idealfall führt das schon bestehende Wissen des Patienten zu einer Verbesserung der Compliance. Es ist jedoch auch möglich, dass durch einen autoritär auftretenden Patienten, der aufgrund des von ihm bereits erworbenen Wissens zum Anzweifeln und Verweigern der vom Arzt als richtig erachteten Therapieansätze neigt, eine Non-Compliance entsteht.[20]

---

[17] Vgl. Stegers, S. 72

[18] Vgl. Weymayr 2008, Online

[19] Vgl. Schön 2007, S. 75

[20] Vgl. Wienke/Dierks, S. 64

4.1. Annäherung an eine symmetrische Beziehung

Die Annäherung an eine symmetrische Arzt-Patienten-Beziehung kann zur Verbesserung des Verhältnisses zwischen den beiden Parteien führen. Der Patient gewinnt an Fachwissen und entwickelt sich so zum informierten Patienten. Die Rolle des Arztes bleibt in ihren Grundzügen gleich, es werden jedoch noch weitere Fähigkeiten vorausgesetzt. Als erstes ist hierbei die Empathie zu nennen. Der Arzt sollte in der Lage sein, sich in die gegenwärtige Situation, in der sich der Patient befindet, hineinfühlen zu können.[21] Des Weiteren sollte er die Eigenschaft des aktiven Zuhörens besitzen, die unter anderem durch eine an die Situation angepasste Körperhaltung sowie Blickkontakt beim Gespräch mit dem Patienten erreicht wird. Dieses Verhalten signalisiert dem Patienten die gedankliche Anteilnahme an seinem Problem.[22] Die genaue, der Wahrheit entsprechende medizinische Aufklärung, inklusive der Erklärung von Fachbegriffen durch den Arzt, wird durch den Begriff der Echtheit definiert. Mit dem Begriff der Wertschätzung wird vom Arzt verlangt, dass mit dem Patienten ein respektvoller Umgang gepflegt wird. Die Beziehung der beiden Parteien sollte auf gegenseitiger Achtung gründen und sich an den von Parsons beschriebenen Rollenerwartungen orientieren.[23] Den letzten Punkt der vom Arzt zusätzlich geforderten Eigenschaften bildet die Transparenz. Die vom Arzt gemachten Aussagen sollen verständlich sein und sich deshalb an dem individuellen Intellekt eines Patienten orientieren.[24]

Diese gerade aufgezeigte Entwicklung der Arzt-Patienten-Beziehung macht Shared-Decision-Making möglich. Dieser Begriff bedeutet, dass das weitere Vorgehen gegen die Erkrankung des Patienten von Arzt und Patient durch eine gemeinsame Entscheidungsfindung bestimmt wird.[25] Ziel ist es, eine nachhaltige Verbesserung des Verhältnisses zwischen den beiden Parteien im Verlauf der Behandlung zu erreichen.[26] Ein funktionierendes Shared-Desicion-Making, definiert sich durch die vier folgenden Punkte:[27]

---

[21] Vgl. Siegrist 2005, S. 259
[22] Vgl. Ärzte Zeitung 2009, S. 20
[23] Vgl. Siegrist 2005, S. 259
[24] Vgl. Ärzte Zeitung 2009, S. 20
[25] Vgl. Siegrist 2005, S. 264
[26] Vgl. Baumann et al 2008, S. 64

-Es sind mindestens zwei Akteure von Nöten (Der Arzt und der Patient)

-Die beiden Parteien sind gleichermaßen am Prozess der Entscheidung beteiligt

-Gegenseitige unvoreingenommene Informationsbereitstellung

-Die letztlich ausgewählte Art der Therapie ist von beiden Akteuren gewünscht und findet aktive Unterstützung durch beide Parteien.

Auch wenn die Maßnahmen, die letzten Endes ergriffen werden in den Tätigkeitsbereich des Arztes fallen, wird heutzutage der Meinung des Patienten mehr Bedeutung als früher beigemessen. Diese Miteinbeziehung der Meinung des zu behandelnden Patienten bildet einen wichtigen Aspekt, um in Kombination mit dem Expertenwissen letztendlich zu einer optimalen Lösung des medizinischen Problems zu gelangen.[28] Durch eine perfekte Umsetzung des Shared-Desicion-Making-Prinzips kann letzten Endes eine erhöhte Zufriedenheit, eine Verbesserung der Lebensqualität, eine Verbesserung des Krankheitsverständnisses, eine Angstminderung und eine erhöhte Therapietreue des Patienten, resultieren.[29] Des Weiteren ist es möglich, dass Behandlungskosten durch eine rechtzeitige Intervention gesenkt werden, da unnötige medizinische Eingriffe vermieden werden.[30]

4.2. Informationsannäherung beider Parteien

Probleme in der Kommunikation sind häufig auch auf Verständnisprobleme zurückzuführen. Ist ein Patient nicht in der Lage, die Fachsprache des Arztes zu entschlüsseln und die Konsequenzen, die sich daraus ergeben richtig zu deuten, kann dieses Informationsdefizit zu Problem führen. Dieses Informationsdefizit, wird jedoch zukünftig durch die Weiterentwicklung des World Wide Webs immer weiter verringert. Unter Verwendung der im Internet zugänglichen Informationen, die weitestgehend kostenfrei sind, ist der Patient in der Lage, sich frühzeitig, vor dem

---

[27] Vgl. Charles et al 1994

[28] Vgl. Siegrist 2005, S. 264

[29] Vgl. Scheibler et al 2005

[30] Vgl. Baumann et al 2008, S. 64

eigentlichen Besuch beim Arzt, mit seiner Krankheit vertraut zu machen.[31] Generell zählen Internetseiten, die sich mit Medizinischen Inhalten beschäftigen, zu den am häufigsten aufgerufenen Adressen.[32]

Diese Fülle an Informationen macht eine effizientere Kommunikation über relevante gesundheitsbezogene Inhalte möglich.

Kritisch zu beurteilen sind wiederum Seiten wie „docinsider.de" oder „jameda.de", bei denen Patienten die Möglichkeit besitzen, Ärzte und deren Behandlungskonzepte zu bewerten. Diese Bewertungen sind dann für alle Benutzer sichtbar und können aufgrund der subjektiven Einschätzung der verschiedener Patienten zu ungerechtfertigter Wettbewerbsverzerrung führen.[33]

5. Fazit

Anhand dieser Studienarbeit lässt sich erkennen, dass sich die einst von Parsons entwickelten Rollenerwartungen nicht signifikant verändert haben. Von Seiten der Gesellschaft werden immer noch die gleichen Erwartungen und Eigenschaften mit den jeweiligen Rollen verknüpft. Es werden ergänzend von beiden Parteien gewisse Erwartungen an die Beziehung gestellt, da sich, wenn auch nicht die gesellschaftliche Rollenerwartung, doch aber das Verhältnis zwischen Arzt und Patient verändert hat. Die einstige Asymmetrie in der Beziehung wird nach und nach weniger, da der Arzt auf der Ebene der Macht Einbußen zu vermelden hat.[34] In unserem Zeitalter, das im Zeichen der Information und Kommunikation steht, ist es jedem Individuum möglich, Expertenwissen zu erlangen. Die Stellung des Arztes in der Gesellschaft wird dadurch jedoch nicht geschwächt; seine fachlichen Kompetenzen werden lediglich akribischer hinterfragt.

Zukünftig ist eine Verbesserung der Compliance zu erwarten, da das Phänomen des informierten Patienten allmählich zur Regel wird, was eine bessere Zusammenarbeit zwischen Arzt und Patient ermöglicht.[35]

---

[31] Vgl. Hautzinger 2003, S. 599

[32] Vgl. Wienke/Dierks, S. 64

[33] Vgl. Hautzinger 2003, S. 600

[34] Vgl. Ebd., S. 601

[35] Vgl. Wienke/Dierks, S. 64

Die Entstehung einer vollständig symmetrischen Beziehung ist jedoch eher unwahrscheinlich, da im Falle eines Arztes immer auch der gesellschaftliche Status berücksichtigt werden muss.

6. Literaturverzeichnis

1: Ärzte Zeitung (2009): Fünf Tipps für ein effizientes Arzt-Patienten-Gespräch, in: Ärzte Zeitung Nr. 93 vom 20.05.2009, Seite 20.

2: Baumann, H./Hellmann, W./Bienert, L./Wichelhaus, D. (Hrsg.) (2008): Abteilungsmanagement für leitende Ärzte, Heidelberg 2008.

3: Charles C/Gafni A/Whelan T (1997): Shared decision-making in the medical encounter: what

does it mean? (or it takes at least two to tango); in: Social Science and Medicine, 44/5/97,

681-92, in: Scheibler, F./Schwantes, U./Kampmann, M./Pfaff, H. (2005): Shared decisionmaking,

in: G+G Wissenschaft (GGW), das Wissenschaftsforum in Gesundheit und Gesellschaft (G+G), 1/2005 (Januar), 5. Jg., in: Wissenschaftliches Institut der AOK (WIdO),

in:

http://www.wido.de/fileadmin/wido/downloads/pdf_ggw/wido_ggw_aufs3_0105.pdf (abgerufen am 18.07.2013).

4: Faller, H./Lang, H. (2006): Medizinische Psychologie und Soziologie, 2. Auflage, Heidelberg 2006.

5: Gross, D./Jakobs, E.-M. (2007): E-health und technisierte Medizin: Neue Herausforderungen

im Gesundheitswesen, Münster 2007.

6: Hautzinger, N. (2003): Der informierte Patient – Herausforderung für die Pharmakommunikation, in: Medien & Kommunikationswissenschaft, Nr. 3-4 Gesundheit in

den Medien, Jg. 51, S. 599-613, in: http://www.m-undk. nomos.de/fileadmin/muk/doc/MuK_03_03-4.pdf (abgerufen am 18.07.2013).

7: Hippokrates-Netz (2010): Ärztegelöbnis, in: http://www.hippokratesnetz. de/hippokrates/aerztegeloebnis (abgerufen am 18.07.2013).

8: Institut für Qualität und Wirtschaftlichkeit im Gesundheitswesen (2008), in: Sueddeutschen

Zeitung (2008): Ärzte in Deutschland - Zu wenig Zeit für Patienten, in: http://www.sueddeutsche.de/wissen/aerzte-in-deutschland-zu-wenig-zeit-fuer-patienten-

1.549264 (abgerufen am 18.07.2013).

9: Kruse, W. H.-H. (1996): Patient und Medikament: Neue Aspekte zur Verbesserung der

Compliance, in: Lang, E., Arnold, K. (Hrsg.): Die Arzt-Patienten-Beziehung im Wandel,

Schriftenreihe der Hamburg-Mannheimer Stiftung für Informationsmedizin, Stuttgart, 69-91,

in: Dietz, B. (2006): Patientenmüdigkeit – Messung, Determinanten, Auswirkungen und

Typologie mündiger Patienten, Wiesbaden 2006.

10: Kulbe, A. (2009): Grundwissen Psychologie, Soziologie und Pädagogik – Lehrbuch für

Pflegeberufe, 2., überarbeitete Auflage, Stuttgart 2009.

11: Mathe, T. (2005): Medizinische Soziologie und Sozialmedizin, 2., vollständig überarbeitete

Auflage, Idstein 2005.

12: Scheibler, F./Schwantes, U./Kampmann, M./Pfaff, H. (2005): Shared decision-making, in:

G+G Wissenschaft (GGW), das Wissenschaftsforum in Gesundheit und Gesellschaft (G+G),

1/2005 (Januar), 5. Jg., in: Wissenschaftliches Institut der AOK (WIdO), in:

http://www.wido.de/fileadmin/wido/downloads/pdf_ggw/wido_ggw_aufs3_0105.pdf

(abgerufen am 18.07.2013).

13: Schluchter, W. (2009): Grundlegungen der Soziologie 2: Eine Theoriegeschichte in

systematischer Absicht, Tübingen 2009.

14: Schön, M. (2007): Medizinische Psychologie und Soziologie, in: Friedrich, O./Priewe,

J./Tümmers, D. (Hrsg.) (2007): Das Erste- kompakt: Kompendium Vorklinik - Gk1, Heidelberg 2007.

15: Siegrist, J. (2005): Medizinische Soziologie, 6. Auflage, München 2005.

16: Stegers, C.-M. (1999): Medizinische Versorgung zwischen Eigenverantwortung und

Solidarität – Bemerkungen über ein gesetzliches Leitmotiv ohne Legaldefinition, in: Ratajczak, T./Schwarz-Schilling, G. (1999): Medizinische Notwendigkeit und Ethik: Gesundheitschancen in Zeiten der Ressourcenknappheit, Heidelberg 1999.

17: Weymayr, Ch. (2008): Ich hätte da was für Sie! In: brand eins 06/2008 - SCHWERPUNKT:

Wettbewerb, in: http://www.brandeins.de/archiv/magazin/gibs-mir-konkurrieren-aberrichtig/

artikel/ich-haette-da-was-fuer-sie.html (abgerufen am 18.07.2013).

18: Wienke, A./Dierks, C. (2008):Zwischen Hippokrates und Staatsmedizin: Der Arzt am Beginn

des 21 Jahrhunderts – 25 Jahre DGMR, Heidelberg 2008.

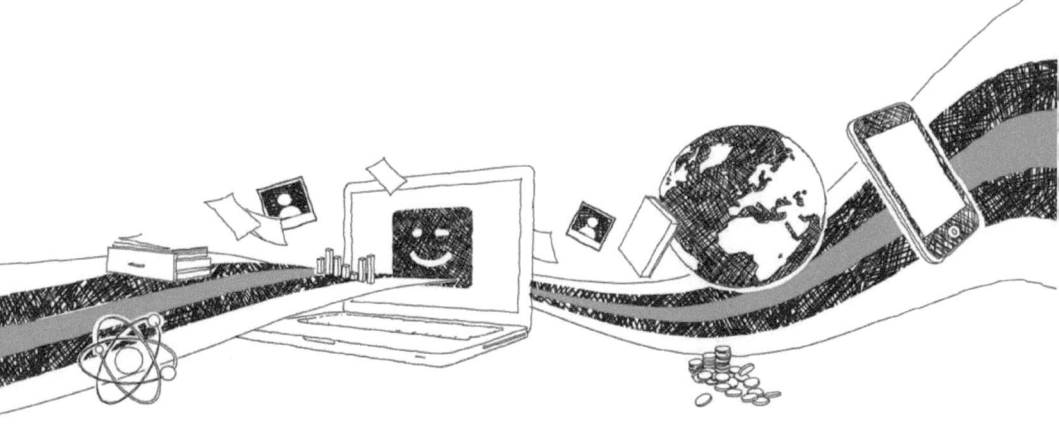
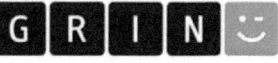